AF401602

DE

LA MORTALITÉ

DANS LES

HOPITAUX DE PROVINCE

ET DE LA

NÉCESSITÉ D'UNE RÉFORME RADICALE

DE

L'ASSISTANCE PUBLIQUE

PAR

A. REGNARD

PARIS

AUX BUREAUX DU
PROGRÈS MÉDICAL
14, rue des Carmes, 14.

A. DELAHAYE & E. LECROSNIER
ÉDITEURS
Place de l'École de Médecine.

1886

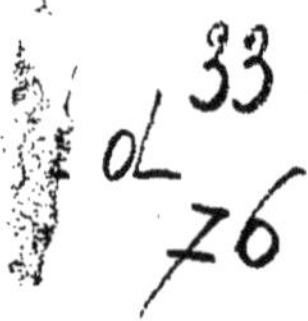

OUVRAGES D'ALBERT REGNARD

Essais d'Histoire et de Critique scientifiques, 1 vol. in-8, Paris 1865.

Nouvelles Recherches sur la Congestion cérébrale, in-8, Paris 1868.

Histoire de l'Angleterre contemporaine, 1 vol. in-32 ; Alcan 1882.

Étude de Politique Scientifique.

Les Principes de la Révolution et du Socialisme, brochure in-18. Londres 1875.

La Révolution sociale, brochure in-18. Londres 1876.

L'Athéisme, in-18. Londres 1878.

L'État, ses origines, sa nature et son but, 1 vol. in-8. Paris, Derveaux. An. 93-1885.

Force et Matière, par le professeur L. Büchner, 15e édition allemande, entièrement refondue et augmentée de cinq nouveaux chapitres, traduite par A. Regnard. 1 vol. in-8. XLVI-540 pages. Paris, Reinvald, 1884.

DE LA MORTALITÉ

DANS LES

HÔPITAUX DE PROVINCE

ET

DE LA NÉCESSITÉ D'UNE RÉFORME RADICALE

DE

L'ASSISTANCE PUBLIQUE

« On s'imagine généralement, écrivait il y a trente ans Miss Florence Nightingale, que, pour traiter et guérir les malades, il suffit de les mettre en présence du médecin dans un endroit quelconque et dans n'importe quelles conditions. » Les progrès de l'hygiène publique dans ces derniers temps ont, sous ce rapport, triomphé définitivement de la routine et du préjugé dans les grandes villes ; mais dans les autres, dans un trop grand nombre de petites localités, l'opinion prédominante est encore celle que signalait avec autant d'amertume que de raison l'illustre infirmière laïque. J'ai observé à cet égard des faits si choquants qu'il m'a paru indispensable de les signaler, beaucoup moins dans le but d'infliger un blâme immérité à des gens parfaitement inconscients d'ailleurs, que pour appeler l'attention sur un pareil état de choses, en rechercher les causes et, dans une certaine mesure, en indiquer le remède.

Mais aucune amélioration sérieuse ne saurait être réalisée à cet égard, sans une modification complète du système qui régit actuellement la matière depuis que le régime du « laissez-faire » et de la charité chrétienne a été substitué au principe inflexible autant qu'équitable du « droit à l'assistance » proclamé par la Révolution. C'est pourquoi j'ai dû faire suivre mes recherches sur la statistique hospitalière par des considérations générales sur la nécessité de revenir aux saines doctrines, dont la mise en pratique permettra seule la réalisation des réformes urgentes, réclamées par le déplorable état de choses actuel.

Bien que les faits signalés plus loin soient venus à ma connaissance en raison de ma qualité d'inspecteur général des établissements de bienfaisance et du service des aliénés, le travail auquel ils servent de base,—je dois le déclarer — n'a aucun caractère officiel ; c'est comme simple citoyen que je porte à la connaissance du public, et dans un but d'intérêt général, les observations qui me sont propres.

I

C'est une idée répandue généralement qu'à « la campagne », dans les hôpitaux de province, les malades et les opérés guérissent avec la plus admirable facilité, tandis que dans l'hôpital de grande ville, foyer présumé d'infection, la mort régnerait en maîtresse. La première chose dont on vous parle quand vous arrivez dans un de ces petits hospices soi-disant privilégiés de nos départements, c'est de « l'air excellent » qu'on y respire : on vous ouvre tous les battants des fenêtres — ce qui parfois, et malheureusement, n'arrive qu'à cette occasion — et l'on vous fait admirer, le cas échéant, un paysage enchanteur, si bien que, faisant chorus avec votre guide, vous ne manquez pas de vous extasier sur le bonheur des malades soignés dans d'aussi admirables conditions.

Pourtant, si vous ramenez vos regards plus près de vous, dans la salle même, les choses prennent un aspect moins satisfaisant. Les lits sont entassés, les fenêtres étroites et rares : toutes mesures prises, il n'y a que 20 ou 30 mètres cubes d'air, quelquefois moins, pour chaque lit. Passant à la cuisine, vous goûtez une soupe détestable et vous constatez que les administrés ne font que trois ou quatre repas de viande par semaine ; en un mot, il devient bientôt manifeste que les prescriptions les plus élémentaires de l'hygiène sont violées de la façon la plus outrageante.

Je croyais, moi aussi, à l'efficacité de « l'air pur de la campagne. » Mais, la constatation de faits aussi choquants ne laissa pas de me faire concevoir les doutes les plus sérieux sur la salubrité de ces hospices, et je me mis en devoir de les éclaircir. Je n'avais, pour cela, qu'à me procurer la feuille de statistique hospitalière : chose toute simple, mais innovation considérable, semble-t-il, dans la façon de procéder, l'ancien Conseil des inspecteurs généraux des établissements de bienfaisance ayant eu pour principe de s'occuper à peu près exclusivement de la question administrative. D'ailleurs, par l'effet d'une déplorable séparation de pouvoirs sur laquelle il me faudra revenir, non seulement le bureau de statistique, mais une bonne partie des services relatifs à la santé publique sont concentrés au ministère du commerce, les hôpitaux et les asiles d'aliénés relevant de l'intérieur.

« Ce n'est pas une petite affaire, dit le Dr Tait, que de déterminer les effets produits par une condition hygiénique donnée, et un gouvernement ne saurait mieux utiliser les services d'une commission scientifique qu'en lui faisant faire une enquête, par exemple, sur l'influence exercée par les différents cubes d'air dans les hospices (1). » Je me mis en devoir, dans la mesure de mes forces et dans celle des moyens dont je disposais, de faire cette enquête, non seulement pour le cube d'air, mais encore pour le régime, c'est-à-dire pour les deux conditions essentielles de l'hygiène hospitalière. C'est ainsi que j'ai pu, au moins pour 26 hôpitaux, combler les lacunes que l'on remarque dans toute autre statistique de ce genre, c'est-à-dire indiquer en regard des chiffres de la mortalité les conditions hygiéniques qui les déterminent (2).

Les personnes attachées aux anciennes idées, et en général tous ceux qui crient à l'abomination et au gaspillage quand on parle d'accorder seulement 40 mètres cubes d'air à chaque malade, ne manqueront pas de protester contre mes conclusions, sous prétexte que j'ai donné la mortalité seulement pour une année. Mais mon but a été précisément de m'attacher aux *résultats obtenus pendant l'année correspondant à celle de ma visite*. Ainsi, les hôpitaux inscrits pour 1882 ont été inspectés par moi dans le courant de 1883, c'est-à-dire à une époque où les conditions étaient les mêmes que pendant les mois sur lesquels porte la statistique; de même pour les deux années suivantes. Il m'importait beaucoup moins de connaître la moyenne de dix années, à propos desquelles je ne pouvais avoir de renseignements précis, que de comparer le chiffre des décès, dans une année donnée avec les conditions hygiéniques constatées dans cette année même, ou quelques mois après. Du reste, ces chiffres pris en de-

(1) Dr Tait.— *An Essay on Hospital Mortality*, London, 1877, in-8°, p. 104.

(2) Mon travail porte sur tous les hôpitaux qu'il m'a été donné de visiter, à l'exception de cinq ou six, dans lesquels les chiffres se trouvaient altérés par le fait d'une condition exceptionnelle, comme une épidémie grave ou — dans le sens contraire — par le fait d'admission d'indigents simples au lieu de malades, comme à Cusset, par exemple. Dans deux petits hospices, il m'a été impossible de me procurer les renseignements nécessaires.

hors de tout coefficient perturbateur, telle qu'une épidémie de choléra par exemple, ne diffèrent pas, en général, ainsi que j'ai pu m'en assurer, pour quelques-uns,
de ceux que fournirait une moyenne plus étendue ; par
exemple, pour l'hôpital n° 5 (Brive) ; la moyenne des
décès pour les trois dernières années a été de 17 pour
100, le chiffre même constaté pour 1884.

J'ajoute que, pour dégager les résultats de toute cause
d'erreur, au point de vue de la comparaison à établir
avec les hôpitaux de grande ville, non spéciaux, j'ai
fait porter mes recherches uniquement sur la population *adulte*, en laissant de côté les enfants.

Une autre objection que l'on pourrait soulever, est
celle qui a trait à certains hôpitaux de province dans
lesquels les malades se renouvellent peu, tandis que
dans les grandes villes on les voit se présenter en plus
grand nombre, et même pour des affections légères.
Sans doute, il faut tenir compte de ces différences, et,
en vérité, il serait par trop pénible de penser que, par le
seul fait de la négligence, ou plutôt de l'ignorance des
administrateurs locaux, il se produit un écart aussi
énorme que celui qui existe entre Loudéac (mortalité de
31 0/0) et Laon (3 0/0) par exemple. « Nos malades
n'entrent ici que pour mourir », me disait un administrateur de ces petits hospices. « Hélas ! Monsieur, lui
répondis-je, ils sont servis à souhait. »

La vérité est que dans certaines villes, — et cela se
comprend trop, eu égard aux résultats, — les indigents
ne se décident à franchir le seuil de l'hospice que dans
le cas d'affections sérieuses, pneumonies, blessures
graves, phlegmons diffus, etc., ce qui peut augmenter
dans une certaine proportion le chiffre de la mortalité.
Encore l'affirmation est-elle exagérée et, d'autre part,
ces malades ne sont nullement voués à la mort par la
nature de leurs affections mêmes. « Que voulez-vous ?
me disait un autre administrateur ; voici, par exemple,
un jeune homme qui est entré ici avec une blessure de

la jambe par arme à feu. » Et le malheureux était considéré comme mort ! avec raison, d'ailleurs, mais non pas tant à cause de la gravité de la plaie, comme le pensait mon interlocuteur, que par l'effet des déplorables conditions hygiéniques qui font de tel petit hospice une morgue anticipée.

L'habileté plus ou moins grande du médecin doit également être mise hors de cause. Certes, la science a fait de merveilleuses conquêtes, et le pansement de Lister, par exemple, a sauvé plus d'un opéré, voué autrefois à une mort certaine. Mais, d'une façon générale, il est parfaitement certain que les gens meurent de leur maladie, de leur constitution, et, à l'hôpital surtout —- *des mauvaises conditions hygiéniques dans lesquelles ils peuvent se trouver placés* — beaucoup plus que de la maladresse ou de l'ignorance du médecin. Du reste, notre tableau présente nombre de petites villes dans lesquelles les malades ne peuvent avoir la prétention d'être soignés par des professeurs de l'Ecole, la mortalité à l'hôpital demeurant cependant très faible ; ce qui juge la question.

Ces différentes objections, plus ou moins spécieuses, n'ôtent donc rien à la valeur intrinsèque de ce tableau. J'ai pris pour guide, dans le classement, la mortalité moyenne, en allant du chiffre le plus fort au plus faible, et sans me préoccuper du reste. Mais les autres chiffres se sont rangés d'eux-mêmes, et, en quelque sorte, par la force des choses, constituant ainsi par leur succession même la plus éclatante démonstration. (Voy. le tableau p. 11.)

Pour fixer les idées et établir un point de comparaison, je rappelle que, dans ces deux immenses agglomérations d'êtres humains, Paris et Londres, les grands hôpitaux, dans lesquels les prescriptions de l'hygiène sont à peu près remplies, ont donné, ces dernières années, les moyennes suivantes :

Royal Free Hospital (London). . . . .   7 p. 100
Saint-Barthélemy (1884). . . . .   9 p. 100
King's College. . . . .   12 p. 100
Hôtel-Dieu de Paris (1883) . . . .   13 p. 100
Laënnec (1883). . . . . , ...   11 p. 100

soit, en moyenne, 10,4 0/0 (1).

Si nous prenons d'abord le cube d'air respirable, cette condition expresse d'une bonne hygiène hospitalière, nous voyons que, dans les dix premiers hôpitaux, où la mortalité varie entre 13 et 31 0/0 (soit 22 0/0 en moyenne), l'espace attribué à chaque malade se meut entre 14 et 35 mètres cubes, ne dépassant guère 25 à 30 mètres en moyenne. C'est là une quantité de tous points insuffisante et personne n'osera contester le rôle capital joué par cette insuffisance d'air respirable dans la production de cette effroyable mortalité, surtout après la comparaison naturellement établie entre ces dix hôpitaux et les seize qui suivent.

Dans ces derniers, en effet (du n° 11 au n° 27), la mortalité moyenne variant entre 10 et 3 0/0 (au lieu de 31 à 13), le cube d'air se meut entre 40 et 100 mètres (2). Encore avons-nous un seul hôpital avec 40 mètres cubes seulement pour chaque lit, quatre avec 44, 45, 47 et 48 mètres ; tous les autres comportent 50 mètres et au

---

(1) Ces chiffres, comme ceux du tableau ci-contre sont calculés par rapport au total des existences au 1er janvier et des admissions dans le courant de l'année. Sans doute, on ignore le sort des restants au 31 décembre, mais on n'en obtient pas moins ainsi des résultats satisfaisants, surtout comme éléments de comparaison et je ne vois, pour ma part, aucun avantage sérieux à retirer du système en honneur actuellement à l'Assistance publique et qui consiste à diviser par le nombre des morts, le nombre des individus sortis par guérison ou par décès.

(2) Peu importe que dans les hôpitaux mal aérés de la première série le cube d'air soit souvent en réalité plus considérable par le fait des lits vacants en plus ou moins grand nombre. La même chose se passe dans les autres hospices, le plus souvent, et la proportionnalité demeure identique. Ce que l'on cherche à déterminer, c'est une moyenne, et, dans l'espèce un chiffre *minimum*, comme volume d'air disponible pour chaque lit.

delà, plusieurs donnant même 60, 67 et jusqu'à 100 mètres cubes.

Les hommes compétents pourront trouver étrange mon insistance à cet égard. Mais quand on connaît le fond des choses, lorsqu'on sait que dans l'administration même, beaucoup de gens persévèrent dans les anciens errements et se contentent, le cas échéant, de 30 mètres cubes par lit, on a le devoir d'accumuler les arguments pour convaincre ces obstinés. A part M. Rochard, qui accepte le *minimum* insuffisant de 45 mètres cubes (1), il y a aujourd'hui unanimité sur la question. M. le professeur Sarazin, dans son remarquable travail sur la matière (art. hôpitaux, *nouveau dictionnaire de médecine et de chirurgie*), conclut implicitement à un cube minimum de 60 mètres. Si le *Blackburn Hospital* (près Manchester) qu'il cite avec éloge, ne donne que 50, 74 m. cubes, ce chiffre relativement peu élevé est compensé, comme il le fait remarquer, par le petit nombre de lits ; les plus grandes salles n'en renferment que huit et comportent dix fenêtres. L'architecte Saxon Snell donne l'indication de pavillons circulaires pouvant comporter de 70 à 90 mètres cubes par lit (2). « D'après ce qui se passe à l'infirmerie de Leeds, — le seul hôpital touchant lequel je sois complètement renseigné en ce qui concerne la capacité des salles, dit le Dr Tait dans son intéressante brochure (3), — je suis porté à déclarer que dans aucun cas il ne devrait y avoir plus d'un lit pour 150 pieds carrés et qu'à chaque lit devrait correspondre une capacité minimum de 3.000 pieds cubes. Dans les grands hôpitaux, surtout dans ceux qui sont affectés aux maladies zymotiques ou à la chirurgie, ou dans ceux ayant

---

(1) *Rapport à la Société de médecine publique sur la construction des hôpitaux*, p. 12.

(2) Saxon Snell. *Charitable and Parochial Establishments.* London, 1881, in-4.

(3) L. Tait, *loc., cit.*, p. 102.

Numéros.	Années.	NOM de la Commune.	NOMBRE de lits.	MALADES traités.	DÉCÈS.	RÉGIME.	CUBE par lit.	MORTALITÉ p. 100.	OBSERVATIONS.
		1ʳᵉ SÉRIE. — (Cube d'air par lit : de 14 à 35 m. c. — Mortalité : de 31 à 13 p. 100,.							
1	1882	Loudéac.	24	35	11	Mauvais.	25 mètres.	31.4	Hôpital-Hospice : 92 lits en tout.
2	1884	Beaulieu.	16	19	4	Très mauvais.	14	21.0	Hôpital-Hospice.
3	1884	Clermont.	105	93	19	—	33	20.0	Hôpital-Hospice : 268 lits.
4	1882	Châteaubriant.	20	64	12	Tr. mauvais ; 3 repas de viande par semaine.	35	18.7	Hôpital-Hospice : 54 lits.
5	1884	Brive.	115	116	27	Insuffisant ; 120 gr. de viande par jour.	19 et 24	17.0	
6	1882	Dinan.	92	314	50	—	29	15.8	Hôpital-Hospice : 251 lits.
7	1882	Paimbœuf.	30	57	8	Médiocre.	35	14.0	Hôpital-Hospice : 118 lits.
8	1884	Compiègne.	94	308	46	Mauvais.	33 et 52	14.0	Dans les grandes salles (avec 52 m. c. par lit), il n'y a de fenêtres que *d'un seul côté.*
9	1884	Guise.	64	107	14	—	24 et 42	13.0	Hôpital-Hospice : 106 lits.
10	1883	Clamecy.	25	105	15	Mauvais.	30	13.0	
		2ᵉ SÉRIE. — (Cube d'air par lit : de 44 à 100 m. c. — Mortalité : de 10 à 3 p. 100).							
11	1884	Noyon.	28	130	14	Assez bon.	50	10.7	Hôpital-Hospice : 155 lits.
12	1883	Beaune.	138	775	84	Bon (266 gr. de viande par jour).	46 et 100	10.0	
13	1884	Soissons.	152	989	104	Bon (300 gr. de viande).	68 et 31	10.0	
14	1883	Nuits.	39	240	21	—	100 et 60	9.0	Hôpital-Hospice : 51 lits.
15	1883	Seurre.	36	178	15	Médiocre (157 gr. de viande).	100	8.0	Hôpital-Hospice : 48 lits.
16	1884	Saint-Aignan.	25	122	10	—	51 et 45	8.0	Hôpital-Hospice : 25 lits.
17	1883	Dijon.	290	2388	192	Assez bon (200 gr. de viande).	65 et 37	8.0	
18	1882	Baugé.	52	419	33	—	50	8.0	Hôpital-Hospice : 70 lits.
19	1884	Château-Thierry.	75	626	44	Bon (300 gr. de viande).	47	7.0	
20	1884	Blois.	220	1064	77	Bon.	67, 50 et 20	7.0	
21	1882	Angers.	520	2994	194	Bon.	40 et 35	6.5	
22	1884	Vendôme.	129	466	31	Bon.	44	6.9	Hôpital-Hospice : 158 lits.
23	1884	Beauvais.	136	731	48	Bon (240 gr. de viande).	45	6.2	Aération parfaite par un grand nombre de fenêtres.
24	1882	Saumur.	149	1066	65	—	55	6.0	Hôpital-Hospice : 149 lits.
25	1884	Romorantin.	75	405	23	Bon.	48	6.0	Hôpital-Hospice : 107 lits.
26	1884	Laon.	285	2427	74	Excellent (400 gr. de viande).	50 et 107	3.0	

plus de deux étages, *cette capacité devrait être considérablement augmentée.* »

De fait, l'hôpital Saint-Thomas à Londres, comporte 68 mètres cubes par lit, le *Episcopal Hospital*, à Philadelphie, 70 mètres, les hôpitaux Saint-Mathieu à Pavie, et Saint-Louis, à Turin, 95 et 96 mètres (1). Chez nous, le « *Hertford Hospital* », à Levallois-Perret, donne 65 mètres cubes ; l'hôpital Bichat, 60 mètres, et l'hôpital Saint-Eloi, à Montpellier, 66 mètres cubes.

« Le véritable luxe d'un hôpital, disent excellemment MM. Napias et Martin (2), doit consister dans sa bonne exposition, dans l'ampleur des espaces superficiels et cubiques offerts aux malades et dans le renouvellement abondant de l'air. » Oui, « l'ampleur des espaces superficiels et cubiques », voilà bien la condition maîtresse et *sine qua non* d'une bonne hygiène hospitalière. Sans doute comme le font remarquer les savants auteurs précédemment cités, cette condition ne peut suppléer à une ventilation insuffisante ; mais combien il est plus juste encore d'affirmer que la ventilation artificielle la mieux établie ne compensera jamais l'insuffisance de l'espace cubique, qui demeure l'élément premier et indispensable, sans lequel tous les autres sont dépourvus d'efficacité. Je partage d'ailleurs entièrement l'avis du Dr Sarazin sur la ventilation artificielle ; rien ne peut remplacer l'ouverture des fenêtres, et si ce n'est dans les pays de l'extrême Nord, chez nous, dans les journées d'hiver exceptionnelles, une pareille ouverture momentanée est toujours possible et toujours salutaire. « On ne saurait trop insister, dit excellemment le Dr Sarazin, sur l'importance capitale de la ventilation naturelle au point de

---

(1) Cf. Dr J. Uffelmann. *Darstellung der auf dem Gebiete der öffentlichen Gesundheitspflege,* etc. Berlin, 1878, et L. Degen. *Das Krankenhaus und die Kaserne der Zuhunft.* München, 1884, in-8.

(2) Napias et Martin. L'*Etude et les Progrès de l'hygiène en France.* Paris, 1884, 4 vol. in-8, p. 259.

vue de la salubrité des salles d'hôpital. Confiants dans les moyens de ventilation artificielle, éblouis par les chiffres de 60, 80 et même 100 mètres cubes d'air à l'heure et par lit qu'elle peut obtenir, chirurgiens et médecins ont négligé la ventilation naturelle, et l'on peut dire hardiment que les hôpitaux les moins ventilés sont ceux où l'administration a dépensé, pour la ventilation, des sommes considérables. » (Sarazin, *art. cité*) (1).

Quoi qu'il en soit, et, comme en pareille matière, il vaut infiniment mieux dépasser le but que rester en deçà, nous dirons que, dans tout hôpital à construire, les autorités compétentes doivent exiger comme chiffre minimum 60 mètres cubes par lit pour les hôpitaux ordinaires, et 100 mètres pour les salles affectées aux maladies contagieuses.

Comme, d'autre part, l'air sera d'autant plus pur que le nombre des malades sera moins grand, — toutes proportions égales d'ailleurs — et les bâtiments plus disséminés, on devra préférer les pavillons isolés, avec un seul étage et 12 lits au plus par salle. Les fenêtres seront placées des deux côtés, en face les unes des autres, et il n'y aura qu'un lit par trumeau.

La seconde condition essentielle d'une bonne hygiène hospitalière, c'est le régime, la nourriture en quantité suffisante. Sans m'étendre sur ce sujet, je ferai pourtant remarquer comment, dans le tableau précédent, le régime insuffisant contribue presque toujours avec le cube d'air restreint, à faire hausser le chiffre de la mortalité. Dans l'hôpital n° 8, par exemple, et dans le n° 4, où l'on ne mange de la viande que trois fois par semaine, nul doute que ce régime déplorable ne tende à augmenter de la façon la plus fâcheuse le nombre des décès. A Laon (n° 26), où le cube d'air varie entre 50 et 107

---

(1) Cf. aussi l'intéressant travail du Dr Chassagne. *Les hôpitaux sans étages*. Paris, 1878.

mètres, et où chaque malade reçoit 400 grammes de viande par jour, la mortalité est de 3 0/0. J'admets que le chiffre de 400 grammes soit un peu au-dessus de la quantité indispensable ; dans tous les cas, les convalescents, et d'une façon générale les malades au régime complet dans un hôpital ou dans un hospice ne doivent pas recevoir moins de 300 grammes de viande (*avant préparation*), par tête et par jour. Le professeur Carl Voit, dans ses très intéressantes recherches, s'appliquant à tous les établissements publics, y compris les prisons, considère le chiffre de 230 grammes comme la quantité tout à fait *minimum* de viande, rigoureusement indispensable pour la consommation journalière (2). Vu les restrictions et les lésineries spéciales, avec lesquelles il faut toujours compter et, comme d'autre part, ce n'est pas aux malades que l'on doit mesurer parcimonieusement la nourriture, je considère le chiffre de 300 grammes comme devant, de toute nécessité, être imposé aux administrateurs des établissements hospitaliers (2).

II

Mais, ici, se dresse en face de nous l'esprit bureaucratique, dans toute sa morgue et toute sa mesquinerie.

« L'économie avant tout, vous crie-t-on ; équilibrons le budget ! tout est là. Vous en parlez à votre aise, vous autres philosophes, hommes politiques, médecins, etc.

---

(2) Prof. C. Voit. *Untersuchungen der Kost in einigen öffentlichen Anstalten.* München, 1877, p 52. — Cf. A. Gautier. Chimie appliquée à la physiologie, t. I, p. 97 sq.

(2) J'ai dû laisser de côté la question des lieux d'aisance ; sans contester son extrême intérêt, je nie formellement qu'elle constitue le point le plus important de l'hygiène hospitalière. Elle vient en troisième ordre — et à distance — après l'aération et le régime. Dans presque tous les hôpitaux cités dans ma statistique, j'ai trouvé des fosses fixes Il n'est pas douteux du reste que le système du tout à l'égout ne soit le seul qui remplisse sérieusement le but.

Et l'argent ! Il s'agit bien de vastes salles ! Il s'agit bien de donner à des gueux, à des mendiants qui, chez eux, ne mangeraient que des pommes de terre, des 300 gr. de viande par jour ! Tout cela c'est du pathos, de la philantrophie et du socialisme ! Libre à M. le Dr Richardson de proclamer que « les malheureux incapables de travailler doivent être entretenus d'une façon qui prouve que la dignité humaine n'est pas abolie chez eux, et qu'étant dignes d'être conservés, ils sont dignes aussi de recevoir les soins d'une respectueuse tendresse (1). » On voit bien que dans le pays de ce docteur l'Assistance publique est obligatoire. Chez nous, comme l'a dit un des nôtres, « l'Assistance ne constitue pas, et *c'est un honneur pour notre pays*, une dépense obligatoire de l'Etat et de la commune (2). »

Quel honneur ? on se le demande. Ces Messieurs devraient plutôt parler ici de « bonheur », puisque cette jurisprudence leur permet de se donner des airs d'hommes généreux, tout en laissant mourir à moitié de faim, dans des morgues anticipées, les misérables qui ont recours à l'aide et à la protection de la Collectivité.

C'est une honte, — voilà la vérité, — pour la France républicaine, que cette substitution, dans nos lois, du système de l'aumône et de la charité catholique au principe de la solidarité et de la bienveillance humaine. Heureusement, pour notre gloire, que ces grandes idées, aujourd'hui obscurcies, n'ont jamais été affirmées plus énergiquement que dans notre pays, dans les temps meilleurs d'enthousiasme et d'espérance. « L'Etat doit à tous les citoyens une subsistance assurée (3) », disait déjà Montesquieu — reproduisant sur ce point encore la formule même de l'immortel auteur de la *Politique* : « Il faut que chacun des membres de l'Etat soit assuré de sa

---

(1) Richardson. *A City of health*. London, 1876, p. 38.
(2) *Rapport au Ministre de l'Intérieur sur les Bureaux de Bienfaisance*, par P. Bucquet, 1871.
(3) Montesquieu. *Esprit des Lois*, t. XXIII, 29,

subsistance (1) ». Et la déclaration des droits de l’homme
de 1793 le proclamait en termes aussi énergiques que
précis: « Les secours publics sont une dette sacrée. »
(art. 23.)

Sans doute, comme je l’ai fait remarquer ailleurs, si
la misère doit être soulagée, il ne faut pas que les secours deviennent jamais une prime accordée à l’ignorance et la paresse (2). Mais, un pareil abus qui,
certainement, existait autrefois en Angleterre, est toujours facile à réprimer, comme il l’a été dans
ce pays, par la nouvelle *Poor Law* de 1834. Cette
objection — la seule qu’on puisse opposer au principe
de l’Assistance obligatoire — n’est donc pas sérieuse et
la vérité est que ce principe a été inscrit dans les lois de
toutes les grandes nations, à commencer par ce peuple
romain, dont nous devons tenir à honneur de nous proclamer les plus directs et les plus dignes successeurs.
Les *Leges frumentariæ* en font foi, et en particulier
cette loi *Sempronia* due à C. Gracchus (631, U. C.), qui
décidait qu’à l’avenir tout citoyen résidant à Rome et
qui se ferait inscrire aurait droit à une prestation men-
suelle de 5 *modii* de froment (8 litres environ). « Au
temps de Clodius, dit M. Ch. Gallet, la gratuité existait
à l’égard de ces distributions. La *Plebs*, c’est-à-dire le
peuple entier, hors les sénateurs et les chevaliers, re-
cevait cinq mesures de blé par mois. C’était l’Assistance
obligatoire dans la plus large acception du mot ; l’Etat
devait pourvoir à tous les besoins des classes pauvres (3). » Il est vrai que le même M. Gallet, plus fort
que Pline, que Montesquieu et que les législateurs de
93, nous félicite d’avoir « rayé de nos lois constitution-
nelles ce prétendu (?) droit à l’Assistance obligatoire,

---

(1) Aristote. *Politique.* V. 1.
(2) A. Regnard. *Histoire de l’Angleterre contemporaine.*
(3) Ch. Gallet. *De l’Assistance publique à Rome et des établissements hospitaliers en France.* Poitiers, 1884, p. 6.

source de misère à Rome, et l'une des principales causes
de la ruine de l'Empire Romain. » On avait cru jusqu'ici que, pour ce qui regarde les raisons d'ordre
économique, les « latifundia » avaient joué le grand
rôle dans la perte de l'Italie : il est vrai que les « opti-
mates » ayant accaparé tous les biens, il fallait au moins
par mesure de prudence donner leur subsistance à ceux
qui se trouvaient forcément hors d'état de la gagner.
Mais il saute aux yeux, par cela même que l'Assistance
obligatoire prolongea, au contraire, la durée de la puis-
sance Romaine, minée par des causes très diverses, surtout lorsque par l'invasion du christianisme, une bigo-
terie universelle, comme dit Montesquieu, abattit les
courages et engourdit tout l'empire (1).

Il importe donc de revenir le plus vite possible aux
vrais principes ; par quoi, j'entends ceux qui sont d'accord
avec les données de l'expérience et de la raison. La
tâche est facile, et pour la solution de ce problème,
comme de tant d'autres, on n'a qu'à puiser dans l'arsenal
de la Révolution. Il n'y a pas chez nous, en réalité, de
loi proprement dite sur l'Assistance publique : il en faut
une ; je n'ai pas la prétention de la formuler ici, mais je
veux en indiquer les bases, tirées directement de la
déclaration des droits de 1793, et des décrets des 19,
24 mars de la même année :

Art. 1er. — Les secours publics sont une dette sacrée.
La société doit la subsistance aux citoyens malheureux,
soit en leur procurant du travail, soit en assurant les
moyens d'exister à ceux qui sont hors d'état de travailler.

Art. 2. — Il sera attribué par chaque législature une
somme annuelle à chaque département de la République,
laquelle sera employée en secours en faveur de l'indigent.

Art. 3 (modifié). — L'Assistance publique devenant

---

(1) *Grandeur et décadence des Romains*, ch. 22.

obligatoire, les biens des hôpitaux, domaines et fondations en faveur des pauvres feront retour à la Collectivité, qui pourra les mettre, proportionnellement aux besoins, à la disposition des départements et des communes,chargés désormais de la distribution des secours et de la gestion des intérêts des indigents, sous la surveillance de l'Etat. Cette transformation devra concorder avec l'organisation complète et définitive des secours publics.

L'article original prescrit l'aliénation des biens des hospices, aliénation dont il ne saurait plus être question aujourd'hui, alors que les progrès de l'économie sociale, tous en germe dans la Révolution, ont établi le caractère exclusivement collectif de la propriété foncière. Les penseurs les plus éminents, le Dr A. Schaefle, Alfred Wallace, Stuart Mill comme Karl Marx sont unanimes à cet égard. « Le sol appartient à la nation qui l'a occupé et fait fructifier pendant des siècles, et non pas à tel ou tel individu qui ne peut jamais figurer que pour une part infime dans le travail des générations successives. L'Etat le reçoit des prédécesseurs pour le remettre aux successeurs, et ainsi se trouve confirmée la théorie matérialiste qui fait reposer sur lui seul la sanction de la propriété, lui seul étant ainsi, d'après les faits, d'après la justice, le légitime propriétaire. Il n'y a pas de vérité moins contestable que celle-là (1). »

Telles sont les mesures qui s'imposent si l'on veut sortir enfin de l'arbitraire et du système de l'aumône, pour rentrer dans la moralité et dans la justice. On n'en finirait pas, d'ailleurs, si l'on voulait énumérer toutes les absurdités de l'organisation actuelle, citer, entre autres choses, toutes les clauses ridicules introduites par les donateurs, par les auteurs de fondations pour les

---

(1) Cf. A. Regnard. L'*Etat*, 1 volume in-8. Paris. Derveaux. An. 93-1885, p. 234, sq.

hospices. Est-il admissible, par exemple, pour citer l'hôpital de Brive, que le neveu du cardinal Dubois puisse imposer aujourd'hui à cet établissement la charge d'élever douze jeunes filles prises, un tiers dans la noblesse, un tiers dans la bourgeoisie, un tiers dans la famille du donateur? Est-il logique, qu'à l'encontre des règlements existants, et, sous prétexte de « fondations », une foule d'hospices soient encombrés d'écoles, où les enfants reçoivent, d'ailleurs, l'éducation religieuse que l'on sait? En vain objecterait-on que les gens disposés à faire des legs aux hôpitaux seront découragés. La toute-puissance de la collectivité remplacera avantageusement la bonne volonté, c'est-à-dire le caprice des particuliers ; du reste, dans l'état actuel des choses, les dons et legs deviennent de plus en plus rares à mesure que les établissements hospitaliers s'affranchissent du joug religieux, tous ces donateurs étant beaucoup plus influencés par « l'amour du bon Dieu », comme me le disait récemment une « bonne sœur », c'est-à-dire par le désir de s'assurer le salut éternel, que par celui de soulager les misères humaines. J'ajoute qu'il est indécent de voir une commune de 12.000 âmes, comme celle de Beaune, par exemple, posséder un hôpital doté d'un revenu de 230.000 fr., tandis que les hospices de tel chef-lieu de département n'ont que 30.000 fr. de rentes, sans parler du nombre considérable de petites localités où l'on nourrit insuffisamment, faute de deniers, des pauvres diables recueillis dans des hôpitaux qu'il est d'ailleurs urgent de supprimer. Ce sont là des vestiges de l'ancien régime dont la conservation, préjudiciable à tous égards, ne peut se justifier à aucun point de vue. « L'utilité est la loi suprême, écrivait déjà notre Diderot, il y a plus d'un siècle, et ne doit être balancée ni par un respect superstitieux pour ce qu'on appelle l'*intention des fondateurs*, — comme si des particuliers ignorants et bornés avaient eu le droit d'enchaîner à leurs volontés capricieuses les générations qui n'étaient point encore

— ni par la crainte de blesser les droits prétendus de certains corps, comme si les corps particuliers avaient quelques droits vis-à-vis de l'Etat. Les citoyens ont des droits et des droits sacrés pour le corps même de la société... Mais les corps particuliers n'existent point par eux-mêmes, ni pour eux ; ils ont été formés pour la société, et ils doivent cesser d'être au moment qu'ils cessent d'être utiles (1). »

Je n'ai pas à insister ici sur les détails de l'organisation nouvelle ; il suffit de savoir, qu'étant juste et légitime, elle est aisément réalisable. Certes, il faut que le budget soit équilibré ; mais, dans une société où la moitié environ des membres qui la composent sont condamnés à dépérir dans le salariat (2), l'équilibre doit s'établir aux dépens des « trop riches », pour le plus grand avantage des misérables.

Non seulement l'impôt progressif sur le capital et sur le revenu fournira le supplément de ressources nécessaires ; mais le budget de l'Assistance publique proprement dite, sera, de plus, singulièrement allégé par l'adoption d'une mesure préliminaire et indispensable. Je veux parler de l'assurance ouvrière obligatoire, de l'institution de ces caisses alimentées par le patron surtout et par l'Etat (3), et qui garantiront à l'ouvrier des secours sérieux dans le cas de *chômage*, *d'accident* ou *de maladie*, une retraite pour sa *vieillesse*, et, en cas *de mort*, une rente suffisante pour permettre d'élever les enfants et de soutenir la veuve. C'est là une condition de la dernière importance, indispensable, oserai-je dire, pour compléter tout projet sérieux d'assistance

---

(1) Article *Fondation*, dans l'*Encyclopédie* de Diderot et de d'Alembert.

(2) Cf. L'*Etat. Loc. cit.*, p. 217.

(3) Dans le cas de salaire élevé, dépassant la moyenne (par exemple au-dessus de 1,500 francs pour Paris), la prime pourra être payée par l'ouvrier lui-même.

obligatoire. Malgré l'horreur manifestée par l'immense majorité de nos hommes politiques pour toutes les mesures ayant un caractère socialiste, je ne pense pas qu'ils puissent se refuser plus longtemps à une réforme aussi urgente, que des nations voisines, même monarchiques, ont déjà en partie réalisée. (1).

Une direction générale de la santé et de l'Assistance publique devra être installée au ministère de l'intérieur. Un *Conseil supérieur de la Santé et de l'Assistance publique*, recruté parmi les hommes compétents, aura pleins pouvoirs pour trancher toutes les questions relatives à l'hygiène et aux établissements de bienfaisance. Le directeur en sera le président *effectif*, tenu d'assister aux séances, seul moyen pour lui de se tenir au courant, d'une façon sérieuse, des problèmes à résoudre ; son rôle consistera surtout à faire exécuter les décisions du Conseil. Les inspecteurs généraux feront, de droit, partie de ce conseil : personne ne songera désormais à contester leur utilité, étant bien entendu que leur surveillance s'exercera surtout au point de vue de l'hygiène, de la salubrité et de la moralité, l'inspection des finances suffisant, en général, à la vérification des comptes. Les communes et les départements continueront, comme par le passé, à présenter les plans et projets relatifs à la création d'établissements hospitaliers nouveaux ou à la modification des anciens ; mais au Conseil seul appartiendra le droit de les rejeter ou de les admettre. Il ne sera plus loisible aux bureaux de faire décréter d'utilité publique un établissement quelconque sans prendre son avis ; la Santé et l'Assistance publique sont, au même titre que l'instruction, affaires essentiellement nationales et non exclusivement communales. Mais encore faut-il que le Pouvoir central soit

---

(1) Dans sa séance du 29 mai 1884, le Reichstag a voté par 218 voix contre 99 la loi sur l'assurance obligatoire contre la maladie. *Voy.* Brentano. *Die Arbeiterversicherung*, 1879.

représenté ici, comme en toute autre matière, par des hommes compétents.

Pour en revenir à la situation actuelle et au sujet si intéressant des établissements hospitaliers, je dirai que, chez nous, au moins, et pour ce qui concerne la province, il ne parait pas douteux que les hôpitaux de grandes villes ne soient de beaucoup les plus salubres d'une façon générale. Et cela, non pas, bien entendu, parce que, situés dans une cité populeuse, ils renferment un plus grand nombre de malades ; mais, parce que, vu leur importance, vu les ressources de la localité, on a pu veiller à ce que les prescriptions de l'hygiène hospilière fussent à peu près remplies ; parce que dans les grandes villes on trouve plus facilement des citoyens susceptibles de mettre leur intelligence, leur temps et leur zèle au service de l'indigent (1).

Sans doute, il y a des exceptions, et les noms de Nuits, de Seurre, de Baugé, se présentent immédiatement à l'esprit.

C'est que ces hospices, les deux derniers surtout, sont construits un peu à l'imitation de cet Hôtel-Dieu de Beaune, dont un vieil auteur disait avec tant de raison : « cet hôpital est admirable en ses bâtiments, meubles singuliers et au bel ordre qui y est établi ; car la salle où sont les malades est merveilleusement grande et entretenue si nette et si propre, et les malades servis avec tant de civilité, que l'on n'y sent aucune puanteur, nonobstant qu'elle est perpétuellement pleine des dicts

---

(1) Certainement, on n'arrivera jamais à obtenir à l'Hôtel-Dieu de Paris une mortalité moyenne de 3 p. 100, en raison des causes d'infection tenant à l'accumulation énorme des êtres humains dans la capitale. Mais il est d'autant plus déplorable de constater que dans des villes de 3 à 4,000 âmes, on trouve à l'hôpital une mortalité moyenne de 15, 20 pour cent et plus ! — tandis qu'elle n'est que de 12 ou 13 au plus, dans le grand hôpital parisien, situé au centre de la Cité.

malades de toute sorte (1) ». Les architectes de la Renaissance et ceux du Moyen âge avaient admirablement compris ce que l'on a tant de peine à faire entendre à nos contemporains, à savoir : qu'il faut avant tout, pour les malades, et *dans l'habitation même*, de l'espace, de l'air en abondance. L'architecture ne subit jamais, comme les autres arts, une éclipse complète ; même après le triomphe du christianisme, il fallait des maisons et des temples, et dans le temps où le fanatisme détruisait les statues, les tableaux et les livres, les architectes élevaient des édifices nouveaux et grandioses, sur le modèle des constructions romaines restées debout. A cela, il faut attribuer, non seulement la grandeur, mais encore la perfection au point de vue de l'hygiène, d'hôpitaux comme ceux de Beaune (2) et de Tonnerre ; c'est à ces sources qu'a dû venir s'inspirer, pour une bonne part, l'architecte de ce *Hertford hospital*, récemment élevé à Levallois par des Anglais, modèle nouveau et remarquable à tant d'égards, et dont on ne saurait trop recommander l'étude aux intéressés.

Mais des hospices comme ceux de Beaune sont exceptionnels dans tous les temps, et l'Etat ne fournira certainement pas aux grosses communes ou aux cantons de 3 à 4 mille habitants, les moyens d'en construire de semblables; j'ajoute que cela n'est nullement désirable. Ce seraient de ruineuses folies ; car on atteindra le but aujourd'hui, d'une façon beaucoup plus simple et par des procédés moins coûteux. « Bien que les hôpitaux aient été édifiés en vue du plus grand avantage des pauvres, dit l'auteur de l'excellent article *Hospitals*, dans la dernière édition de l'*Encyclopedia*

---

(1) *Narration historique et topographique de l'ordre de saint François*, cité par L. Cyrot : les bâtiments du grand Hôtel-Dieu de Beaune, 1883.

(2) La « grand'salle » de l'Hôtel-Dieu de Beaune donne jusqu'à 335 mètres cubes par lit, ce qui est du superflu.

Britannica (1), ils ont trop souvent rempli un but tout contraire, en raison de l'ignorance des administrateurs en matière d'hygiène. Cela est si vrai qu'on s'est demandé plus d'une fois si ce n'étaient pas des institutions désastreuses. » Eh bien, oui ! il faut avoir le courage de le reconnaître et le fait est confirmé une fois de plus par notre statistique ; dans un trop grand nombre de cas, et pour les raisons déjà exposées, l'hôpital de petite ville, l'hôpital cantonnal est une mystification sinistre, un foyer d'infection et de mort.

Du reste, parmi les auteurs ayant traité récemment ce sujet, je n'en ai trouvé qu'un seul qui en fût partisan. Et veut-on savoir pour quelle raison ? « Pour ma part, dit le Dr W. Mencke, je suis profondément convaincu que les petites villes doivent avoir des hôpitaux, non seulement dans l'intérêt du public, mais encore, et surtout, dans celui de la profession médicale (2). » Certes, nul plus que moi ne rend hommage à la dignité de la profession médicale, dignité trop souvent méconnue par le public, surtout dans les petites localités où l'on use et l'on abuse du médecin, astreint à suivre dans toute leur rigueur les règles de la solidarité et de la bienveillance humaine, sans être presque jamais payé de retour. Mais ce n'est pas là un argument sérieux, d'autant plus que le petit nombre de malades et les mauvaises conditions hygiéniques s'opposeront toujours à la réalisation d'un progrès quelconque dans la science médicale. Dire que l'hôpital de petite ville sera *surtout* utile au médecin, c'est donc confirmer une fois de plus l'inutilité — pour ne pas dire plus — de ces établissements pour le public.

Certes, pour toutes sortes de raisons, les hôpitaux sont indispensables dans les grandes cités, où il est

---

(1) Tome XII. London, 1881.
(2) *Das Krankenhaus für kleinen Städte.* Berlin, 1879, p. 17.

d'ailleurs possible de les installer dans des conditions réelles de salubrité, c'est-à-dire d'efficacité.

Mais dans les petites villes, dans celles, dirai-je pour préciser, dont la population n'excède pas 7 à 8000 habitants, l'hôpital n'a pas de raison d'être. Le secours à domicile, organisé sur une large base et d'une façon sérieuse, le remplacera avantageusement.

Il y a des cas, très rares d'ailleurs, où le malade, complètement isolé, ne pourra être traité chez lui, et il faut dire que dans l'absurde système qui régit actuellement l'Assistance publique, de pareils malades ne peuvent être admis dans le local des Bureaux de bienfaisance. La nouvelle organisation mettra fin à cet ordre de choses burlesque ; et l'on aménagera le local en question, dans certains cas, l'hôpital supprimé, pour recevoir les trois ou quatre malades hors d'état d'être traités à domicile. Je dis : « trois ou quatre » au pied de la lettre ; quatre lits seront suffisants, dans l'immense majorité des cas : le cube d'air, les conditions hygiéniques seront facilement réalisées, et à bon marché, pour ce chiffre restreint ; et d'autre part une seule personne, une seule infirmière laïque pourra remplacer avantageusement, et à coup sûr économiquement, toute une congrégation.

J'ajoute que la nouvelle organisation permettra seule de réaliser une mesure qui s'impose de la façon la plus absolue : *la laïcisation de tous les établissements hospitaliers.* « Il est du devoir de tout républicain, dit excellemment le Dr Bourneville, d'enlever aux prêtres et aux religieuses tous les moyens d'action que leur donne la société civile dont ils sont les implacables adversaires (1). » Le point de vue politique ne se discute même plus ; on a pu voir, lors des dernières élections,

---

(1) Bourneville. Discours prononcé à l'école de la Salpêtrière, 1885.

le rôle joué dans de nombreuses communes par les Sœurs, maîtresses, en réalité, des bureaux de bienfaisance et des hospices.

Les considérations d'ordre moral ne militent pas moins énergiquement en faveur de la « liquidation » immédiate de tout le personnel religieux des établissements de bienfaisance. Certes, on peut voir de braves cœurs battre sous une guimpe de nonne, comme dans toute poitrine de femme; mais le contraire peut aussi s'observer; en dehors des attentats contre les consciences suggérés directement par l'esprit religieux, j'ai vu les devoirs les plus élémentaires de l'humanité complètement méconnus, et même la loi outrageusement violée. Sans doute ces abus ont été réprimés; —au moins, ont-ils dû l'être. Mais ils suffisent à prouver déjà que l'infirmière congréganiste n'offre pas plus de garantie qu'une autre.

Et la vérité est qu'elle en offre beaucoup moins; non seulement parce qu'elle échappe trop facilement à la surveillance de l'autorité civile, mais parce que les malheureux sont exposés, entre ses mains, aux attentats incessants contre la conscience, aux mille privations et tortures secrètes que lui suggère fatalement la morale religieuse. Dans telle ville que je pourrais citer « les jours de distributions de bons de pain et de fagots aux indigents, ceux-ci étaient invités par les religieuses du Bureau de bienfaisance à entendre réciter à genoux des prières catholiques. » *Ab uno disce omnes!* Peu importe que dans l'espèce, l'énergie du maire et du Conseil municipal ait mis un terme à cette infamie. Aussi longtemps que les religieuses seront à la tête des établissements de bienfaisance, ce sera toujours à recommencer. Car ces dames sont dans la logique de leur religion qui leur prescrit de s'intéresser avant tout au salut des âmes; le reste est secondaire. « Le sang répandu, dit quelque part M. de Falloux à propos de l'inquisition, ne l'était qu'avec la plus vigilante sollicitude pour l'âme du coupable (1). » La morale religieuse et catholique est là tout entière; les serviteurs d'une pareille doctrine ne sauraient être ceux de la Démocratie et de l'Humanité.

Mais bien plus, au point de vue *économique*, les religieuses sont une ruine pour un grand nombre d'établissements. J'insiste sur ce point, parce que c'est ici le grand cheval de bataille des bureaucrates et des cléricaux honteux, qui se retranchent derrière la question budgétaire pour défendre les congrégations dites hospitalières. Je pourrais citer encore tel Bureau de bienfaisance qui, comme celui de Blois, réalise depuis la suppression des Sœurs, une économie de 10,000 fr. par an. Mais me plaçant sur le terrain des généralités, je ferai observer simplement que, dans un nombre considérable d'hôpitaux, le personnel religieux grève le budget d'une façon choquante. En vain me dira-t-on que ces dames ne reçoivent que 150 ou 200 fr. de vestiaire, parfois même rien du tout, comme c'est le cas dans certaine ville. Mais, en vérité, à quoi servent les 46 religieuses *nourries* — je ne parle que de celles-là — qui remplissent les hospices de cette ville ? Rien qu'à l'Hôtel-Dieu, pour une moyenne de 80 à 100 malades par jour, il y a 49 servants, dont 28 religieuses, sans compter les novices non nourries (?), c'est-à-dire une personne pour deux malades à peine ! Cela double à peu près le prix des journées, au point de vue de la nourriture. Ailleurs, on trouve 5 Sœurs et 5 servants pour une moyenne de 9 malades ! Et ces faits, qu'on l'entende bien, sont loin d'être exceptionnels. Même sous l'Empire, les inspecteurs généraux les signalaient. « Le prix fort élevé de la journée, dit l'un d'eux, est dû surtout à la proportion excessive des Sœurs et des servants comparativement au nombre des malades à soigner. » La vérité est que, dans la plupart des hôpitaux,

---

(1) De Falloux. *Vie de St.-Pie V*, préface.

on pourrait aisément supprimer les trois quarts du personnel dirigeant, de telle sorte qu'en rétribuant convenablement les surveillantes laïques mises à la place des religieuses — qui sont censées ne rien coûter — on réaliserait encore de notables bénéfices. Et cela sans parler même des potagers, jardins, vacheries et autres biens exploités directement et que ces dames religieuses traitent trop souvent comme leur domaine propre ; sans parler encore de la déplorable institution des ouvroirs, où l'on retient de malheureuses filles auxquelles on n'apprend rien, et qui travaillent pour la Communauté, au détriment de l'industrie privée et aux frais de l'hospice (1).

Mais je n'en finirais pas si je voulais signaler toutes les incohérences de la législation actuelle en matière d'assistance publique. J'ai voulu seulement poser le problème et en indiquer la solution, solution qui s'impose et que l'opinion publique, mieux éclairée, ne tardera pas à réclamer énergiquement. J'en ai dit assez, dans tous les cas, pour être en mesure de formuler les conclusions suivantes :

A. En ce qui concerne la Législation et l'Administration,

1. L'Assistance publique doit être obligatoire. Une loi nouvelle la réorganisera, d'après ce principe, dans le plus bref délai.

2. Les biens des établissements hospitaliers ne devront être aliénés sous aucun prétexte. Ils feront retour

---

(1) On comprend le sentiment de discrétion auquel j'obéis en restant dans les généralités, sentiment relatif aux commissions administratives, le plus souvent inconscientes, beaucoup plus qu'aux congrégations. Mais, je tiens à le déclarer : il n'y a pas dans ce travail une seule allusion d'ordre général que je ne sois en mesure de justifier par des faits dûment constatés.

à l'Etat, désormais chargé de la dispensation des secours, avec le concours des départements et des communes.

3. Une direction générale de la Santé et de l'Assistance publique, installée au Ministère de l'Intérieur concentrera tous les services relatifs à l'hygiène et aux secours. Un conseil supérieur de la Santé et de l'Assistance publique aura seul plein pouvoir pour tout ce qui regarde l'hygiène et l'administration des établissements de bienfaisance.

4. Pour des raisons d'ordre *politique, moral et économique*, et en attendant la suppression générale des congrégations, les Etablissements de Bienfaisance devront être laïcisés, dans le plus bref délai, sur tout le territoire de la République.

B. Pour ce qui regarde la construction des hôpitaux et l'hygiène hospitalière :

5. D'une façon générale, les villes de 8,000 habitants et au-dessous n'ont pas besoin d'hôpitaux ; le secours à domicile, toujours facile à réaliser, y est infiniment préférable à tous égards. Les Bureaux de bienfaisance, modifiés dans leurs attributions, et sous la dépendance immédiate des municipalités, pourvoiront à ce service.

6. Les hôpitaux à construire doivent l'être toujours sous forme de pavillons isolés, avec un seul étage de malades et 12 lits au plus par pavillon. Les fenêtres seront placées en face les unes des autres ; il n'y aura qu'un lit par trumeau, et on n'en placera aucun dans les coins. Cela, sans préjudice de l'observation des règles universellement reconnues relatives à l'emplacement, aux lieux d'aisance, etc.

7. C'est une erreur de s'imaginer qu'à la campagne,

la pureté de l'air extérieur suffit à assurer la salubrité d'un hôpital. Ce qu'il faut obtenir avant tout, c'est la pureté, la quantité suffisante de l'air *intérieur*.

En conséquence, le cube d'air, dans tout hôpital, devra être au *minimum, de 60 mètres par lit* ; de 100 mètres pour les affections contagieuses.

8. Les hôpitaux de province, dans lesquels la mortalité moyenne et habituelle dépasse 13 pour 100 devront être immédiatement désaffectés.

9. Le régime *complet*, dans tous les établissements de bienfaisance où les administrés sont nourris, devra comporter 300 grammes de viande fraîche (avant préparation) par jour et par tête.

Nouveautés de l'Année

BALLET et CRESPIN. **Des attaques d'hystérie à forme d'épilepsie partielle.** (Etude d'une nouvelle variété d'état de mal épileptiforme). Brochure in-8 de 42 pages. — Prix : 1 fr. 50. — Pour nos abonnés. 1 fr.

BAR (P). — **Le Basiotribe Tarnier, son mode d'emploi, les résultats qu'il permet d'obtenir.** Communications faites au Congrès de Copenhague. Broch. in-8 de 26 pages, avec 17 figures. — Prix : 1 fr. — Pour nos abonnés . . . . 70 c.

BECO (L.). — **Du traitement de la fièvre typhoïde par le salicylate de soude à doses accumulées.** — Broch. in-8 de 28 pages avec 3 figures. — Prix : 1 fr. — Pour nos abonnés. . . . . 70 c.

BITOT. **Du siège et de la direction des irradiations capsulaires chargées de transmettre la parole.** Brochure in-8 de 47 pages, avec 5 planches lithographiques. — Prix : 5 fr. — Pour nos abonnés . 3 fr.

BONNAIRE (E.). — **Recherches anatomiques et anatomo-pathologiques sur le broiement de la tête fœtale avec quelques considérations particulières sur le mode d'action du basiotribe Tarnier.** — Vol. in-8 de 196 pages, avec 4 planches hors texte et 6 figures . — Prix : 4 fr. — Pour nos abonnés. . . . . 2 fr, 75 c.

BOURNEVILLE. **Rapport sur l'utilisation agricole des eaux d'égout et l'assainissement de la Seine ;** présenté à la *Chambre des Députés.* Volume in-4 de 180 pages, avec un atlas de 6 plans des environs de Paris, des collecteurs, de l'envasement de la Seine, des irrigations de Gennevilliers, des irrigations projetées d'Achères et des sondages dans la forêt de Saint-Germain. — Prix. . . . . 4 fr.

BOURNEVILLE. — **Laïcisation de l'Assistance publique.** Discours prononcé aux distributions des prix des écoles municipales d'infirmières laïques (*VII° et VIII° années scolaires*) 2 brochures in-8. — Prix : chacune 1 fr. — Pour nos abonnés : chacune . . . . 70 c.

BOURNEVILLE. **Rapport sur l'organisation du personnel médical et administratif des asiles d'aliénés**, présenté à la Commission ministérielle chargée d'étudier les réformes que peuvent comporter la législation et les règlements concernant les asiles d'aliénés Brochure in-8 de 32 pages. — Prix : 1 fr. — Pour nos abonnés . . . . 70 c.

BOURNEVILLE et BRICON. **Manuel de technique des autopsies.** Un volume in-32 de XII-200 pages, avec 5 planches hors texte et 16 figures. — Prix : 2 fr. 50. — Pour nos abonnés. . . . . 2 fr.
Nous avons fait faire un élégant cartonnage Bradel. — Prix du cartonnage. . . . . 50 c.

BOURNEVILLE, BUDOR, DUBARRY, LEFLAIVE et BRICON. **Recherches cliniques et thérapeutiques sur l'épilepsie, l'hystérie et l'idiotie.** Compte rendu du service des épileptiques et des enfants idiots et arriérés de Bicêtre pendant l'année 1884. (*Tome 5 de la collection*). — Un volume in-8 de 188 pages, avec 5 planches hors texte et 1 plan. — Prix : 6 fr ; pour nos abonnés . . . . 4 fr.

BOURNEVILLE, COURBARIEN et SEGLAS. **Recherches cliniques et thérapeutiques sur l'épilepsie, l'hystérie et l'idiotie. Compte rendu du service des épileptiques et des enfants idiots et arriérés de Bicêtre pendant l'année 1885,** tome VI, volume in-8 de LXII-63 pages, avec 7 figures. — Prix: 3 fr. 50. — Pour nos abonnés. 2 fr. 50.

BRISSAUD. (E.). I. **Stomatite et endocardite infectieuses.** — II. **Localisation cérébrale dans un cas d'ostéite syphilitique du crâne.** Broch. in-8 de 20 pages. Prix : 75 c. Pour nos abonnés. . . . . . . 50 c.

Nouveautés de l'Année

COMBY (J.). — **De la bronchite chronique chez les enfants.** Br. in-8 de 21 pages. — Prix : 1 fr. — Pour nos abonnés . . . . 70 c.

D'OLIER (H.). — **De la coexistence de l'hystérie et de l'épilepsie avec manifestations distinctes des deux névroses** (hystéro-épilepsie à crises distinctes), considérée dans les deux sexes et en particulier chez l'homme. Brochure in-8 de 39 pages. — Prix : 1 fr. 25. — Pour nos abonnés . . . . 0 fr. 85 c.

FÉRÉ (Ch.) **Traité élémentaire de l'anatomie du système nerveux.** — Volume in-8 de 496 pages, avec 213 figures dans le texte. — Prix : 10 fr. — Pour nos abonnés . . . . 7 fr.

GILLES DE LA TOURETTE. **Etudes cliniques et physiologiques sur la marche. La marche dans les maladies du système nerveux,** étudiée par la méthode des empreintes. Volume in-8 de 78 pages, avec 31 figures. Prix : 3 fr. 50. Pour nos abonnés . . . . . 2 fr. 50

KÉRAVAL (P.). — **La synonymie des circonvolutions cérébrales de l'homme.** Brochure in-8 de 30 pages avec 5 figures. — Prix : 1 fr. — Pour nos abonnés. 70 c.

MAGNAN (V.). — **Des anomalies, des aberrations et des perversions sexuelles.** — Broch. in-8 de 28 pages. — Prix : 1 fr. — Pour nos abonnés. . . . . 70 c.

PARINAUD et MARIE. — **Névralgie et paralysie oculaire à retour périodique constituant un syndrome clinique spécial,** Brochure in-8 de 15 pages. — Prix : 50 cent. Pour nos abonnés. . . 35 c.

PICARD (H.). **Des bougies et de leurs usages.** Brochure in-8 de 11 pages, avec 24 figures. Prix : 50 cent. — Pour nos abonnés . . . 35 c.

PICARD H.) **Des sondes et de leurs usages.** Brochure in-8 de 16 pages. — Prix : 75 cent. — Pour nos abonnés . . . . 50 cent.

PITRES (A.) et DALLIDET. — **Une observation de maladie de Thomsen.** Broch. in-8 de 12 pages, avec 3 figures. — Prix : 50 c. Pour nos abonnés. 35 c.

PITRES et VAILLARD. **Contribution à l'étude de la névrite segmentaire** (Altérations des nerfs dans un cas de paralysie diphtéritique). Brochure in-8 de 28 pages, avec une planche hors texte. — Prix : 1 fr. 50. — Pour nos abonnés. . . . . 1 fr.

POPOFF (P.). — **Contribution à l'étude des fausses scléroses systématiques de la moelle épinière.** Brochure in-8 de 19 pages. — Prix : 75 c. — Pour nos abonnés. . . . . 50 c.

REGNARD et LOYE. **Expériences sur un supplicié.** Brochure in-8 de 7 pages. — Prix : 50 cent. Pour nos abonnés. . . . . . » 35 cent.

SEGLAS (J.). — **Fait pour servir à l'histoire de la thérapeutique suggestive.** Broch. in-8 de 19 pages. — Prix : 75 c. Pour nos abonnés. 50 c.

SEGLAS (J). — **Note sur un cas de mélancolie anxieuse.** Brochure in-8 de 15 pages. — Prix : 50 c — Pour nos abonnés. . . . . . . 35 c.

SEGUIN (E.-C.). **Contribution à l'étude de l'hémianopsie d'origine centrale** (hémianopsie corticale). Brochure in-8 de 44 pages, avec 6 figures. — Prix : 1 fr. — Pour nos abonnés. . . . . 70 c.

SOUZA-LEITE. **Cas d'hystérie dans lequel les attaques sont marquées par une manifestation rare.** — **Éternuements.** Brochure in-8° de 6 pages. — Prix : 50 c. — Pour nos abonnés . . . . 30 c.

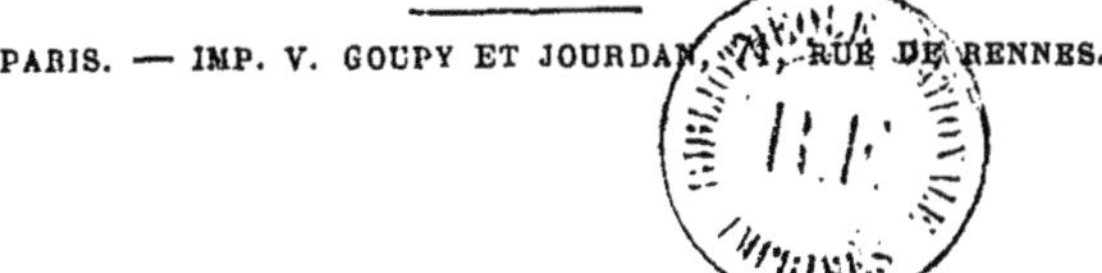
PARIS. — IMP. V. GOUPY ET JOURDAN, 71, RUE DE RENNES.

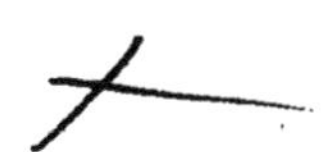

www.ingramcontent.com/pod-product-compliance
Ingram Content Group UK Ltd.
Pitfield, Milton Keynes, MK11 3LW, UK
UKHW021054150726
13693UKWH00007B/2181